MORRIS GRÜN

ESSENTIAL

PFLEGE
FÄHIGKEITEN

54 Leitfäden für die Pflegepraxis

INHALTSÜBERSICHT

EINFÜHRUNG

Krankenschwestern und -pfleger sind die unbesungenen Helden im komplexen Netz des Gesundheitswesens. Sie bringen Mitgefühl, Wissen und Engagement in jede Interaktion mit dem Patienten ein. In der Krankenpflege geht es im Wesentlichen um die tiefgreifenden Fähigkeiten und Eigenschaften, die Krankenschwestern und Krankenpfleger am Krankenbett einbringen, und nicht nur um die weißen Kittel und die antiseptische Umgebung. Krankenpflege ist ein Beruf, der eine komplexe Mischung aus technischem Können, emotionaler Intelligenz und unerschütterlicher Hingabe erfordert, von der zarten

Berührung, die die Ängste eines Patienten lindert, bis zu den komplizierten medizinischen Verfahren, die Leben retten.

Die verschiedenen Fähigkeiten, die die Grundlage für eine großartige Patientenversorgung bilden, werden in diesem Buch "Essential Nursing Skills" (Wesentliche Fähigkeiten in der Krankenpflege), das in den Kern der Pflegepraxis intact, entschlüsselt. In den folgenden Kapiteln werden wir die wichtigsten Fähigkeiten, die alle Krankenschwestern und Krankenpfleger haben müssen, kennenlernen und dabei sowohl die Wissenschaft als auch die Kunst der Krankenpflege erforschen.

Dieses Buch ist ein gründlicher Leitfaden sowohl für angehende als auch für erfahrene Krankenschwestern und -Pfleger, der alles abdeckt, von der Entwicklung kritischen Denkens bis hin zum Umgang mit ethischen Dilemmas, die im Gesundheitswesen häufig auftreten, von der Beherrschung der Kunst der effektiven Kommunikation bis hin zum Verständnis der Nuancen der Medikamentenverabreichung. Anhand von Beispielen aus der Praxis, hilfreichen Ratschlägen und evidenzbasierten Methoden erhalten die Leser unbezahlbares Wissen über die grundlegenden Fähigkeiten, die eine außergewöhnliche Krankenpflege ausmachen.

Krankenpflege ist eine Berufung, nicht nur ein Beruf. Sie erfordert ständige Weiterbildung, Flexibilität und den starken Wunsch, das Pfleger Leben anderer zu verbessern. Wenn wir die Seiten von "Essential Nursing Skills" durchblättern, sollten wir uns auf das Wesentliche der Krankenpflege beginning: die unerschütterliche Hingabe, den Patienten eine ganzheitliche Erfahrung zu bieten, die Fähigkeit zur Kreativität, wenn sie mit Hindernissen konfrontiert wird, und den bedeutenden Einfluss, den eine sachkundige und fürsorgliche Krankenschwester auf Menschen als Individuen, Familien und Gemeinschaften haben kann.

Kommen Sie mit, wenn wir die grundlegenden Fähigkeiten untersuchen, die aus normalen Menschen außergewöhnliche Krankenschwestern und Krankenpfleger machen, eine Fähigkeit nach der anderen, und helfen Sie mit, die Zukunft der Gesundheitsversorgung zu gestalten.

KAPITEL 1

GRUNDLAGEN DER PATIENTENVERSORGUNG

Entscheidende pflegerische Grueinfachkeiten in der Patientenpflege sind für eine qualitativ hochwertige medizinische Versorgung unerlässlich. Diese Fähigkeiten sind für die Pflegepraxis von grundlegender Bedeutung und haben einen großen positiven Einfluss auf die Gesundheit der Patienten.

Eine Notation:

Um den Zustand der Patienten zu beurteilen, Veränderungen zu erkennen und schnell auf

Anzeichen von Problemen zu reagieren, müssen Krankenschwestern und Krankenpfleger über eine ausgeprägte Beobachtungsgabe verfügen.

Standard-Hygiene

Der Komfort und die Infektionsvorbeugung werden verbessert, wenn die Patienten bei der Körperpflege, beim Baden und bei anderen Aufgaben der persönlichen Hygiene unterstützt werden.

Unterstützung der Mobilität:

Muskelschwund und Dekubitus können vermieden werden, indem man den Patienten hilft, sich sicher zu bewegen, sei es durch Gehen, Positionswechsel im Bett oder den Einsatz von Hilfsmitteln.

Verabreichung von Medikamenten:

Die genaue Verabreichung von Medikamenten, die Kenntnis der Dosierung und mögliche Nebenwirkungen sowie die Überwachung der Reaktion des Patienten gehören zu den Aufgaben des Pflegepersonals.

Wundversorgung

Um Infektionen zu verhindern und die Heilung zu fördern, müssen Wunden gereinigt, verbunden und ordnungsgemäß überwacht werden.

Überwachung der Vitalzeichen:

Die Beurteilung des allgemeinen Gesundheitszustands eines Patienten erfordert die routinemäßige Messung und Interpretation der Vitalparameter wie Blutdruck, Herzfrequenz, Atemfrequenz und Temperatur.

Aufklärung der Patienten:

Die Aufklärung der Patienten und ihrer Familien über ihre Krankheiten, die verfügbaren Behandlungen und die Selbstpflege ermutigt sie, eine aktive Rolle bei ihrer Heilung zu übernehmen.

Krisenintervention:

Damit in Notfällen schnell gehandelt werden kann, sollten Krankenschwestern und -pfleger Krisenmanagement, in der Herz-Lungen-Wiederbelebung und im Umgang mit Defibrillatoren geschult sein.

Kontrolle von Infektionen:

Die Kenntnis und Durchführung von Maßnahmen zur Infektionskontrolle trägt dazu bei, die Übertragung von Krankheiten im Gesundheitswesen zu verhindern.

Denken Sie daran, dass diese Fähigkeiten das Gesamterlebnis des Patienten und seinen Weg zur

Genesung erheblich verbessern, wenn sie mit Professionalität, Freundlichkeit und Respekt angewendet werden.

KAPITEL ZWEI

KOMMUNIKATION UND EINFÜHLUNGSVERMÖGEN IN DER PFLEGE

Wirksame Kommunikation und Einfühlungsvermögen sind grundlegende Komponenten der Pflegepraxis und unerlässlich für die Entwicklung zuverlässiger Patienten Beziehungen und die Erbringung qualitativ hochwertiger Pflege.

Entscheidender Dialog in der Pflege Einfache und direkte Kommunikation:

Informationen müssen vermittelt werden, Fachjargon muss vermieden werden, und die Patienten müssen über ihren Zustand, den Verlauf der Behandlung und die verschriebenen Medikamente aufgeklärt werden. Die Verständlichkeit kann durch die Verwendung einer einfachen Sprache verbessert werden.

Aufmerksames Zuhören:

Aktives Zuhören fördert das Vertrauen der Patienten und hilft dem Pflegepersonal, ihre Bedürfnisse, Sorgen und Bedenken besser zu verstehen. Ein ganzheitlicher Ansatz in der Pflege erfordert die Fähigkeit, nonverbale Hinweise zu erkennen, was ein weiterer Vorteil des empathischen Zuhörens ist.

Nonverbale Interaktion:

Einfühlungsvermögen und Verständnis können durch Gestik, Mimik und Körpersprache ausgedrückt werden. Die Beruhigung der Patienten und die Demonstration von Fürsorge und Mitgefühl können durch Augenkontakt und die richtige Berührung erreicht werden.

Mitgefühl unemotional Unterstützung:

Die Pflegekräfte müssen die Gefühle ihrer Patienten verstehen und ihnen emotionale Unterstützung bieten. Das

Erkennen ihrer Emotionen gibt ihren Erfahrungen einen Sinn und reduziert Spannungen und Ängste.

Kulturelle Intelligenz:

Es ist wichtig, die verschiedenen kulturellen Normen und Werte zu verstehen und zu respektieren. Kulturelle Kompetenz fördert den gegenseitigen Respekt und das Verständnis, indem sie sicherstellt, dass die Kommunikation den kulturellen Hintergrund der Patienten berücksichtigt.

Interaktion in der Gruppe:

Eine koordinierte Pflege hängt von der Fähigkeit des Pflegeteams ab, effektiv zu kommunizieren. Um eine nahtlose Patientenversorgung zu gewährleisten, müssen Pflegekräfte mit anderen Fachkräften des Gesundheitswesens zusammenarbeiten und wichtige Informationen austauschen.

Das Einfühlungsvermögen des Pflegepersonals:

Den Patienten in seiner Gesamtheit betrachten:

Pflegende mit Empathie berücksichtigen neben den körperlichen Symptomen auch das emotionale, soziale und psychische Wohlbefinden ihrer Patienten. Die Kenntnis der gesamten Lebensumstände erleichtert eine individuelle Pflege.

Sich in die Situation des Patienten hineinversetzen:

Empathie bedeutet, sich in die Lage des Patienten zu versetzen und zu versuchen, seine Gedanken, Gefühle und Sorgen zu verstehen. Durch diese Perspektivenübernahme können Pflegekräfte mit Einfühlungsvermögen und Verständnis auf die Patienten reagieren.

Höflichkeit für Würde

Pflegende respektieren und schätzen die Autonomie ihrer Patienten, behandeln sie mit Würde und lassen sie am Entscheidungsprozess teilhaben. Der Patient hat das Gefühl,

Kontrolle zu haben, und es geht ihm besser, wenn dieser höfliche Ansatz angewandt wird.

Wohlwollende Berührung:

Angemessene Berührungen, wie z. B. das Halten der Hand oder ein beruhigender Klaps, können den Patienten beruhigen und Mitgefühl zeigen. Berührungen können emotionale Unterstützung und ein Gefühl der Verbundenheit vermitteln.

Emotionale Grenzen in Schach halten:

Um ein Burnout zu vermeiden, müssen Krankenschwestern und Krankenpfleger neben Einfühlungsvermögen auch in der

Lage sein, ihre emotionalen Grenzen zu kontrollieren. Die Aufrechterhaltung einer qualitativ hochwertigen Pflege erfordert ein Gleichgewicht zwischen professioneller Distanzierung und Sensibilität.

Die Eckpfeiler der Pflegepraxis sind Einfühlungsvermögen und effektive Kommunikation. Wenn Krankenschwestern und Krankenpfleger in diesen Bereichen kompetent sind, können sie den Patienten helfen, zu heilen und sich besser zu fühlen, indem sie nicht nur die beste körperliche Pflege, sondern auch emotionale und psychologische Unterstützung bieten.

KAPITEL DREI

KLINISCHE FÄHIGKEITEN IN DER KRANKENPFLEGE

Grundlegende klinische Fertigkeiten in der Krankenpflege sind entscheidend für eine qualitativ hochwertige Patientenversorgung und die Sicherstellung positiver Ergebnisse. Hier sind einige wichtige klinische Fertigkeiten der Krankenpflege:

Bewertung des Patienten:

Um den Zustand eines Patienten festzustellen, die Vitalparameter zu überwachen und Veränderungen des Gesundheitszustands zu erkennen, müssen

Krankenschwestern und Krankenpfleger umfassende Bewertungen vornehmen.

Verabreichung von Medikamenten:

Zu den grundlegenden Fähigkeiten gehören das Wissen um die Berechnung von Dosierungen, die sichere Verabreichung von Medikamenten und das Bewusstsein für mögliche negative Auswirkungen.

Heilende Pflege:

Damit eine Wunde heilen kann und Komplikationen vermieden werden, sind eine korrekte Wundbeurteilung, Verbandswechsel und Techniken zur Infektionsprävention von entscheidender Bedeutung.

Aufklärung der Patienten:

Ein besseres Verständnis und eine bessere Compliance werden gefördert, wenn Patienten und ihre Familien Informationen über ihre Krankheiten, Medikamente und Selbstpflegemethoden erhalten.

Zeitmanagement:

Krankenschwestern und Krankenpfleger müssen häufig eine Vielzahl von Patienten und Tätigkeiten unter einen Hut bringen. Ein gutes Zeitmanagement garantiert, dass jeder Patient die richtige Pflege erhält.

Kontrolle von Infektionen:

Um Krankheiten im Zusammenhang mit der Gesundheitsversorgung vorzubeugen, müssen Sie die empfohlenen Handhygiene-, Isolations- und Sterilisationsmaßnahmen kennen und befolgen.

Aktenführung:

Aus rechtlichen Gründen und um die Kontinuität der Pflege zu gewährleisten, ist eine genaue und zeitnahe Dokumentation der Patienteninformationen - einschließlich der Beurteilungen,

Maßnahmen und Ergebnisse - unerlässlich.

Zusammenarbeit:

Eine effektive Teamarbeit zwischen medizinischen Fachkräften wie Ärzten, Therapeuten und anderen Pflegekräften gewährleistet eine gut koordinierte und umfassende Patientenversorgung.

Krisenintervention:

Prioritäten für die Arbeit setzen, unter Zwang gelassen bleiben und in dringenden oder wichtigen Situationen schnell handeln.

Ethische Entscheidungen treffen:

Um die Rechte der Patienten zu respektieren und
die Rechte der Patienten zu respektieren und Entscheidungen zu treffen, die sowohl den gesetzlichen Anforderungen als auch den ethischen Standards entsprechen, müssen Krankenschwestern und Krankenpfleger moralische Fragen klären.

Um diese Fähigkeiten zu verfeinern und eine erstklassige Pflege zu leisten, sind ständige Weiterbildung, Schulung und Praxis entscheidend.

VIERTE KAPITEL

ANALYSE UND LÖSUNG VON PROBLEMEN

Bei der Bewältigung komplexer Situationen im Gesundheitswesen müssen Pflegekräfte in der Lage sein, kritisch zu denken und Probleme zu lösen. Eine Erläuterung dieser Fähigkeiten im Kontext der Pflege:

Analytischer Prozess:

Das Treffen gut begründeter Entscheidungen und die objektive Analyse von Informationen sind Schlüsselkomponenten des kritischen Denkens in der Pflege. Es geht darum, einen offenen Geist zu haben, aufmerksam zu sein und die Fähigkeit zu besitzen, verschiedene Standpunkte abzuwägen.

Klinische Bewertung:

Es liegt in der Verantwortung des Pflegepersonals, den Zustand der Patienten zu bewerten, Veränderungen zu erkennen und Probleme vorherzusehen. Genaue klinische Entscheidungen werden durch kritisches Denken unterstützt.

Einbindung der Patienten:

Pflegekräfte vertreten die Interessen ihrer Patienten. Dank ihres kritischen Denkens können sie die verfügbaren Behandlungen beurteilen und die Qualität der Dienstleistung garantieren.

Identifizierung des Problems:

Es erleichtert die Problemerkennung, das Erkennen der zugrunde liegenden Ursachen und die erfolgreiche Lösung von Problemen.

Auf Evidenz basierende Praktiken:

Durch den Einsatz von Fähigkeiten zum kritischen Denken können Pflegekräfte Studienergebnisse bewerten und sicherstellen, dass ihre Praxis auf den neuesten Daten beruht. Pflegende untersuchen Patientendaten, um Trends oder Ausreißer zu erkennen.

Patientenergebnisse:

Eine erfolgreiche Problemlösung verbessert die Ergebnisse für die Patienten, da Probleme schnell und effektiv gelöst werden.

Produktivität:

Durch die Lösung verbessern Krankenschwestern und Krankenpfleger die Effizienz der Gesundheitsversorgung insgesamt.

Zusammenarbeit in der Gruppe:

Die Zusammenarbeit wird durch die Fähigkeit zur Problemlösung erleichtert, was die Produktivität von Teams im Gesundheitswesen erhöht.

Identifizierung des Problems:

Probleme können klinischer, administrativer oder zwischenmenschlicher Natur sein; das Pflegepersonal ist sich ihrer bewusst. Um das Problem vollständig zu verstehen, ist es wichtig, wichtige Informationen zu beschaffen.

Ideenfindung:

Die Entwicklung möglicher Ideen fördert die Vielfalt des Denkens und die Kreativität. Abwägen von Optionen, Abwägen von Vor- und Nachteilen und Auswahl der besten Vorgehensweise.

Ursachenbezogene Analyse:

Um ein neues Auftreten zu verhindern, untersuchen die Pflegekräfte unerwünschte Ereignisse und ermitteln die zugrunde liegenden Ursachen. Das Pflegepersonal untersucht Arbeitsabläufe, um Ineffizienzen zu erkennen und notwendige Anpassungen für bessere Ergebnisse vorzunehmen.

Umgang mit Konflikten:

Lösen von Konflikten zwischen Teammitgliedern im Gesundheitswesen und Aufrechterhaltung einer positiven Arbeitsatmosphäre.

Problemlösung und kritisches Denken sind die Eckpfeiler der Pflegepraxis. Diese Fähigkeiten helfen den Pflegekräften, den Patienten die bestmögliche Pflege zukommen zu lassen, die Abläufe im Gesundheitswesen zu verbessern und eine produktive Teamarbeit zu fördern. Durch die ständige Weiterentwicklung ihrer Fähigkeiten leisten Krankenschwestern und Krankenpfleger einen wesentlichen Beitrag zur Sicherheit und Qualität der Gesundheitsversorgung.

KAPITEL FÜNF

TECHNISCHE KOMPETENZEN FÜR DIE KRANKENPFLEGE

Technische Fähigkeiten in der Krankenpflege sind notwendig, um eine hervorragende Patientenversorgung zu gewährleisten. Diese Fähigkeiten umfassen ein breites Spektrum von Aufgaben und Tätigkeiten, die Krankenschwestern und Krankenpfleger regelmäßig ausführen.

Überwachung der Vitalparameter:

Krankenschwestern und Krankenpfleger müssen über die

erforderlichen Fähigkeiten zur Messung und Interpretation von Vitalwerten wie Blutdruck, Herzfrequenz, Atemfrequenz und Temperatur verfügen.

Verabreichung von Medikamenten:

Krankenschwestern und Krankenpfleger müssen den Patienten Medikamente verabreichen. Dazu müssen sie die Dosierung, die beste Art der Verabreichung und mögliche Nebenwirkungen kennen.

Intravenöse Behandlung (IV):

Dazu gehört das Anlegen und Pflegen von intravenösen

Leitungen für die Verabreichung von Blutprodukten, Medikamenten und Flüssigkeiten.

Heilende Pflege:

Infektionskontrolle, Wundbeurteilung und -versorgung sowie Wund- und Förderung sind alle Bereiche, in denen Pflegekräfte Experten sein müssen.

Bewertung des Patienten:

Um geeignete Behandlungspläne zu erstellen, führen erfahrene Pflegekräfte eine gründliche Beurteilung der Patienten durch, die soziale, psychologische und physische Komponenten umfasst.

Verwendung eines Katheters

Wenn nötig, sollte das Pflegepersonal mit dem Einsetzen und der Pflege von Blasenkathetern vertraut sein.

Untersuchungen zur Diagnose:

Um sicherzustellen, dass sich die Patienten wohlfühlen und für diagnostische Verfahren wie Bluttests, MRTs, Röntgenaufnahmen und EKGs bereit sind, helfen Krankenschwestern und Krankenpfleger häufig mit.

Kontrolle von Beatmungsgeräten:

Ein präzises Management der Beatmungsgeräte ist für Krankenschwestern und -Pfleger in der Intensivpflege, die sich um Patienten mit Beschwerden kümmern, unerlässlich.

Notfallmaßnahmen:

Um Krisen erfolgreich bewältigen zu können, müssen Krankenschwestern und Krankenpfleger sowohl in Advanced Cardiovascular Life Support (ACLS) als auch in Basic Life Support (BLS) ausgebildet sein.

Aufklärung der Patienten:

Krankenschwestern und -pfleger informieren Patienten und deren Angehörige über medizinische Krankheiten, Behandlungen und Selbsthilfe Restriktionen.

Aktenführung:

Die reibungslose Interaktion zwischen den Fachkräften des Gesundheitswesens und die Aufrechterhaltung der Patientengeschichte hängen in hohem Maße von den Taschen und der genauen Führung der Unterlagen ab.

Schmerzkontrolle:

Um die Schmerzen der Patienten zu beurteilen und zu behandeln, kombinieren die Pflegekräfte häufig nicht-pharmakologische Ansätze, Physikalische Therapie und Medikamente.

Diese technischen Fähigkeiten ermöglichen es den Pflegekräften, eine patientenzentrierte, umfassende Pflege zu leisten, wenn sie mit Einfühlungsvermögen und geschickter Kommunikation gepaart sind.

www.ingramcontent.com/pod-product-compliance
Lightning Source LLC
Chambersburg PA
CBHW071040260726
48661CB00007B/3082